46 Rezepte, um deine Verstopfungsprobleme zu lösen:

Verbessere deine Verdauung durch intelligente Nahrungsmittelwahl und gut organisierte Rezepte

Von

Joe Correa CSN

COPYRIGHT

Diese Veröffentlichung dient dazu fehlerfreie und zuverlässige Informationen zu dem auf dem Cover abgedruckten Thema zu liefern. Es wird mit der Einstellung verkauft, dass weder der Autor noch der Herausgeber befähigt sind, medizinische Ratschläge zu erteilen. Wenn medizinischer Rat oder Beistand notwendig sind, konsultieren Sie einen Arzt. Dieses Buch ist als Ratgeber konzipiert und sollte in keinster Weise zum Nachteil Ihrer Gesundheit gereichen. Konsultieren Sie einen Arzt, bevor Sie mit diesen Ernährungsplan beginnen, um zu gewährleisten, dass er das Richtige für Sie sind.

DANKSAGUNG

Dieses Buch ist meinen Freunden und meiner Familie gewidmet, die leichtere oder ernstere Krankheiten hatten. Sie sollen eine Lösung für Ihre Probleme finden und die erforderlichen Veränderungen in Ihrem Leben einleiten.

46 Rezepte, um deine Verstopfungsprobleme zu lösen:

Verbessere deine Verdauung durch intelligente Nahrungsmittelwahl und gut organisierte Rezepte

Von

Joe Correa CSN

INHALT

ÜBER DEN AUTOR

Nach Jahren der Nachforschung glaube ich ernsthaft an die positiven Auswirkungen, die Ernährung auf Körper und Geist haben kann. Mein Wissen und meine Erfahrung hat mir geholfen, gesünder über die Jahre zu kommen und an meine Familie und Freunde weiterzugeben. Je mehr du über gesundes Essen und Trinken weißt, desto schneller willst du deine Lebens- und Essensgewohnheiten ändern.

Ernährung ist ein wichtiger Bestandteil von einem gesunden und langen Leben. Also fang heute damit an. Der erste Schritt ist immer der wichtigste und bedeutendste.

EINLEITUNG

46 Rezepte, um deine Verstopfungsprobleme zu lösen: Verbessere deine Verdauung durch intelligente Nahrungsmittelwahl und gut organisierte Rezepte

Von Joe Correa CSN

Verstopfung ist ein weit verbreitetes Problem auf der Welt und jeder leidet daran von Zeit zu Zeit. Nahezu 42 Millionen Menschen haben Probleme mit Verstopfung. Wir alle haben unterschiedliche Gewohnheiten, wann wir zur Toilette gehen. Trotzdem ist es für manche Menschen normal, wenn sie ein- oder zweimal die Woche zur Toilette gehen, aber du solltest es eigentlich mindestens einmal am Tag tun.

Die häufigsten Symptome von Verstopfung sind Magenkrämpfe, Probleme bei der Darmentleerung oder sehr harter Stuhlgang. Hinzu kommen noch psychologische Auswirkungen, die durch Appetitverlust und Unruhe verursacht werden.

Nervöse Darmbewegungen oder eine unausgeglichene Ernährung kann Verstopfung verursachen, die sehr schmerzhaft sein kann. Der Grund dafür kann nahezu überall liegen: bei verschiedenen medizinischen

Verfassungen, Probleme mit deinem Verdauungssystem, verschiedene Medikamente oder eine ungesunde Ernährung. Nichtsdestotrotz liegt die Hauptursache für Verstopfung in dem, was die Menschen zu sich nehmen.

Es gibt viele Dinge, die du tun kannst um Verstopfung zu verhindern und zu bekämpfen. Dieses Buch bietet dir ausgeglichene Rezepte um Verstopfung zu lindern. Diese Sammlung leckerer Gerichte basiert auf Lebensmittel, die reich an Ballaststoffen und anderen gesunden Nährstoffen sind. Die Rezepte sind sehr leicht zuzubereiten und du wirst erste Effekte schon in kurzer Zeit bemerken!

Dieses Buch beinhaltet einige großartige Ideen um deinen Abendtisch einfach unwiderstehlich zu machen. Wenn du genügend Ballaststoffe und spezielle Zutaten in deine Ernährung aufnimmst, kannst du Verstopfung innerhalb weniger Tage lindern und sogar heilen. Das klingt unglaublich? Nun probiere es doch selbst einmal aus: Teste die Rezepte einige Tage und bemerke die Veränderungen!

Dieses Buch beinhaltet viele „Verstopfung Supernahrungsmittel" und nicht nur das, es hat auch die Macht deine gesamte Gesundheit zu verbessern.

46 REZEPTE, UM DEINE VERSTOPFUNGSPROBLEME ZU LÖSEN: VERBESSERE DEINE VERDAUUNG DURCH INTELLIGENTE NAHRUNGSMITTELWAHL UND GUT ORGANISIERTE REZEPTE

1.   Zarter Wildeintopf mit Pflaumen

Zutaten:

595g Rehschulter, in mundgerechte Stücke geschnitten

1 Tasse saure Sahne

2 ½ Tasse Rinderbrühe

½ TL frisch gemahlener schwarzer Pfeffer

1 TL Salz

5 EL Gemüseöl

4 große Zwiebeln, fein gewürfelt

200g Pflaumen, in Scheiben

2 EL frische Brombeeren

1 Tasse Rotweinessig

½ Tasse Schlagsahne

1 Lorbeerblatt

Zubereitung:

Vermenge in einer kleinen Schüssel den Essig mit Lorbeerblatt und Brombeeren. Verteile die Mischung über die Pflaumen und stelle sie 30 Minuten zur Seite.

Erhitze das Öl bei mittlerer-hoher Stufe. Gib das Rehfleisch dazu und brate es kurz 5-6 Minuten. Gib dann die gewürfelten Zwiebeln hinzu und brate sie, bis sie glasig ist. Würze mit Salz und Pfeffer und gib nach und nach die Rinderbrühe hinzu, ½ Tasse, rühre gelegentlich um.

Wenn das Fleisch zart ist, füge die Pflaumen-Essigmischung bei. Reduziere die Hitze auf eine niedrige Stufe und koche sie 45 Minuten.

Rühre die Schlagsahne und saure Sahne ein und serviere warm.

Nährwertangabe pro Portion: Kcal: 380, Protein: 49g, Kohlenhydrate: 38g, Fette: 26g

2.   Reisomelett mit Frühlingszwiebeln

Zutaten:

4 EL Olivenöl

3 ganze Eier

1 Tasse Reis

4 große Frühlingszwiebeln, gewürfelt

½ TL frisch gemahlener schwarzer Pfeffer

1 TL Salz

Zubereitung:

Koche zuerst den Reis. Folge der Packungsanweisung oder vermenge einfach eine Tasse Reis mit drei Tassen Wasser. Bringe ihn zum Kochen und rühre gut um. Reduziere die Hitze auf niedrige Stufe und koche, bis das Wasser verdampft ist. Nimm den Reis dann vom Herd und stelle ihn zur Seite. Lege ihn auf eine Servierplatte.

Erhitze das Olivenöl in einer großen Pfanne bei mittlerer-hoher Hitze. Verrühre die Eier in einer Schüssel und würze mit etwas Salz (etwa ¼ TL). Verteile die Eier in einer Bratpfanne und brate sie 2 Minuten. Wende sie und brate sie einige weitere Minute. Nimm sie vom Herd und schneide die Eier in ½ cm dicke Streifen. Gib sie auf die Platte mit Reis. Würze mit etwas mehr Salz und Pfeffer und rühre gut um.

Garniere mit gewürfelten Zwiebeln und serviere.

Nährwertangabe pro Portion: Kcal: 245, Protein: 18g, Kohlenhydrate: 40g, Fette: 22g

3. Gemüse Küchlein

Zutaten:

200g Karotte, in Scheiben

100g Blumenkohl, gewürfelt

200g Brokkoli, gewürfelt

200g Kohl, gewürfelt

1 Ei

100g Brotkrumen

½ Tasse Allzweckmehl

2 EL natives Olivenöl extra

1 TL Salz

Für die Sauce:

½ Tasse flüssiger Joghurt

½ Tasse fettfreie Mayonnaise

¼ Tasse zuckerfreie Tomatensauce

Zubereitung:

Gib das gewürfelte Gemüse in einen tiefen Topf. Gib genügend Wasser dazu, bis das Gemüse bedeckt ist und einen Teelöffel Salz. Koche es, bis es zart ist. Nimm das Gemüse vom Herd und gieße das Wasser ab. Lass es eine Weile ruhen und gib es in eine Küchenmaschine. Vermenge und gib es in eine Schüssel.

Verrühre ein Ei und Mehl. Forme mit deinen Händen 1 cm dicke Küchlein. Tunke jedes Küchlein in Brotkrumen.

Erhitze das Olivenöl in einer großen Pfanne. Brate jedes Küchlein 3-4 Minuten auf jeder Seite und gib sie auf eine Servierplatte.

Bereite die Sauce zu, indem du Joghurt mit Mayonnaise und Tomatensauce vermischst. Lass sie eine Weile ruhen und serviere.

Nährwertangabe pro Portion: Kcal: 276, Protein: 39g, Kohlenhydrate: 41g, Fette: 30g

4.   Brokkoli Orechiette

Zutaten:

1 Packung (285g) Orechiette

450g Brokkoli

3,5 Putenbrustfilet, dünne Scheiben

1 große Zwiebel, geschält und fein gewürfelt

200g Champignons, in Scheiben

2 Knoblauchzehe, zermahlen

½ Tasse Kochsahne

3 EL natives Olivenöl extra

1 TL Salz

½ TL Pfeffer

2 EL geriebener Parmesan

Zubereitung:

Erhitze das Olivenöl in einer großen Pfanne. Gib die gewürfelten Zwiebeln dazu und brate sie, bis sie glasig sind. Füge die Putenbrust dazu und brate weitere 3-4 Minuten, rühre gelegentlich um. Gib dann Knoblauch und

Champignons und rühre gut um. Koche alles, bis die Flüssigkeit verdampft ist und gib Kochsahne, Salz, Pfeffer und Brokkoli dazu. Wenn die Mischung zu dick ist, gieße einfach ¼ Tasse Gemüsebrühe zu. Drehe die Hitze ab, gib den Deckel darauf und köchle fünf Minuten.

Bereite die Orechiette nach Packungsanweisung zu. Gieße das Wasser ab und vermenge mit der Brokkolisauce. Serviere warm.

Nährwertangabe pro Portion: Kcal: 518, Protein: 48g, Kohlenhydrate: 53g, Fette: 24g

5.   Putenbrust-Eintopf mit Sellerie Risotto

Zutaten:

450g Putenbrust, in mundgerechte Stücke geschnitten

200g Langkornreis

1 mittelgroße Zwiebel, geschält und fein gewürfelt

2 EL geschmolzene Butter

45g Selleriewurzel, in Scheiben

1 TL Nussmischung, gemahlen

¼ Tasse Apfelsaft

Handvoll frische Petersilie

1 TL Meersalz

½ TL frisch gemahlener schwarzer Pfeffer

Zubereitung:

Vermenge Öl mit Butter in einer großen Bratpfanne. Erhitze bei mittlerer-hoher Stufe und gib die Zwiebel und Sellerie dazu. Brate sie kurz 3-4 Minuten an und füge Putenbrust bei und köchle alles. Füge etwa ¼ Tasse Wasser bei sowie Apfelsaft, frische Petersilie und die gemahlene

Nussmischung. Rühre gut um und koche alles kurz. Nimm den Topf vom Herd.

Koche in der Zwischenzeit den Reis. Bereite den Reis nach Packungsanweisung zu oder gib den Reis einfach in einen tiefen Topf und gib vier Tassen Wasser dazu. Koche bei mittlerer Hitze, bis das Wasser verdampft ist. Rühre gelegentlich um.

Vermenge Reis mit Putenbrustsauce und serviere warm. Du kannst sie mit etwas frischer Petersilie dekorieren, aber das ist optional.

Nährwertangabe pro Portion: Kcal: 413, Protein: 31g, Kohlenhydrate: 39g, Fette: 20g

6.   Gedünsteter Wasserspinat mit Ingwer

Zutaten:

400g Spinat

1 EL Sesamsamen

1 TL Ingwer, geraspelt

2 EL frisch gepresster Limettensaft

¼ Tasse Wasser

2 EL Olivenöl

1 TL Sesamöl

½ TL Salz

Zubereitung:

Wasche und putze die Spinatblätter. Hacke sie grob und stelle sie zur Seite.

Erhitze Olivenöl und Sesamöl in einer großen Wokpfanne. Gib den gehackten Spinat dazu und lege den Deckel darauf. Koche ihn zehn Minuten, nimm den Deckel ab und füge Ingwer, Limettensaft, Sesamsamen und Wasser. Koche weitere fünf Minuten.

Nimm die Pfanne vom Herd und serviere.

Nährwertangabe pro Portion: Kcal: 209, Protein: 5g, Kohlenhydrate: 19g, Fette: 14g

7.   Putenbrust mit Knoblauch und Brokkoli

Zutaten:

450g Putenbrust, in 1 cm dicke Scheiben

1 EL Cayennepfeffer

5 EL Gemüseöl

2 große Karotten, in Scheiben

450g Brokkoli, in Scheiben

2 Knoblauchzehe, zermahlen

4 EL natives Olivenöl extra

Zubereitung:

Vermenge fünf Esslöffel Gemüseöl mit einem Esslöffel Cayennepfeffer. Verteile die Mischung mit dem Küchenpinsel über die Putenbrust. Stelle sie 30 Minuten in den Kühlschrank.

Lege in der Zwischenzeit die Karottenscheiben in einen Topf kochendes Wasser. Gib einen Teelöffel Salz dazu und koche zehn Minuten. Füge die Brokkoli bei und koche ihn, bis er zart ist. Nimm den Topf vom Herd und gieße das Wasser ab.

Erhitze das Olivenöl in einer großen Pfanne und gib Knoblauch, Karotte und Brokkoli dazu. Köchle alles 5-6 Minuten und gib Putenbrust dazu. Lege den Deckel darauf und koche 20 Minuten.

Nimm die Pfanne vom Herd und serviere.

Nährwertangabe pro Portion: Kcal: 175, Protein: 29g, Kohlenhydrate: 8,6g, Fette: 22g

8. Kidneybohnensalat mit Eier

Zutaten:

1 ganzes Ei, gekocht

1 Tasse Kopfsalat, fein gehackt

½ Tasse grüne Bohnen, gewürfelt

½ Tasse Kidneybohnen, gekocht

4 Kirschtomaten, halbiert

1 TL gemahlene Chilischote

Einige schwarze Oliven, in Scheiben

3 EL natives Olivenöl extra

½ TL Salz

1 EL frischer Zitronensaft

Zubereitung:

Koche zuerst das Ei. Gib es vorsichtig in einen Topf mit genügend Wasser, damit es bedeckt ist. Bring es zum Kochen und koche 10 Minuten. Verwende eine Küchenuhr. Gieße das Wasser nach 10 Minuten ab und schrecke das Ei unter kaltem Wasser ab. Schäle und schneide es.

Vermenge in der Zwischenzeit die Zutaten in einer großen Schüssel. Gib Olivenöl, frischer Zitronensaft und Salz dazu. Vermenge gut. Garniere mit dem Ei und serviere.

Verhindere, dass die Zutaten im Salat ihre Farbe verlieren und decke ihn mit einer Plastikfolie ab. Stelle ihn in den Kühlschrank.

Nährwertangabe pro Portion: Kcal: 191 Protein: 45g, Kohlenhydrate: 50g, Fette: 19,8g

9.   Grüne Bohnen und Radieschensalat mit Olivenöl

Zutaten:

450g grüne Bohnen

200g Radieschen, in Scheiben

140g Kirschtomaten, halbiert

1 TL Salz

Dressing:

4 EL natives Olivenöl extra

1 TL frische Minze, fein gehackt

2 Frühlingszwiebeln, gehackt

2 TL frisch gepresster Limettensaft

½ TL Salz

Zubereitung:

Wasche und putze die Bohnen und lege sie in einen tiefen Topf. Verteile ausreichend Wasser darüber und gib einen Teelöffel Salz dazu. Koche 15-20 Minuten. Nimm den Topf vom Herd und gieße das Wasser ab. Kühle die Bohnen ab und gib alles in eine Servierschüssel. Füge die halbierten Tomaten und die Radieschen dazu. Vermenge.

Vermenge in einer anderen Schüssel die Zutaten für das Dressing. Träufle ihn über den Salat und serviere kalt.

Nährwertangabe pro Portion: Kcal: 200, Protein: 1.1g, Kohlenhydrate: 36g, Fette: 27g

10.   Asiatisches Curryhuhn mit Pflaumen

Zutaten:

450g Hühnchenfilet, ohne Knochen und Haut

2 große rote Paprika

1 kleine grüne Paprika

1 Tasse frisch gepresster Orangensaft

4 Pflaumen, entkernt

1 Tasse Hühnerbrühe

1 EL gemahlenes Curry

1 TL Salz

¼ TL frisch gemahlener schwarzer Pfeffer

4 EL Gemüseöl

Zubereitung:

Würze das Fleisch mit etwas Salz und verteile den Orangensaft darüber. Gib die Pflaumen dazu und mariniere das Fleisch 30 Minuten. Entferne das Fleisch aus der Marinade und schneide es in mundgerechte Stücke.

Erhitze das Öl in einer großen Wokpfanne und gib die Hühnerbrust dazu. Brate 3-4 Minuten und füge Paprika, Curry sowie Pfeffer bei und koche alles weitere 2Minuten.

Gieße die Hühnerbrühe dazu und bringe sie zum Kochen. Drehe die Hitze ab und köchle alles 30 Minuten.

Serviere warm.

Nährwertangabe pro Portion: Kcal: 496, Protein: 38g, Kohlenhydrate: 40,5g, Fette: 26g

11. Rucolasalat mit Parmesan

Zutaten:

285g frische Rucola, geputzt

3.140g geriebener Parmesan

Dressing:

¼ Tasse natives Olivenöl extra

2 EL Apfelweinessig

1 EL frisch gepresster Orangensaft

1 TL Dijonsenf

1 EL saure Sahne

Zubereitung:

Verrühre alle Zutaten für das Dressing, bis sie vollständig vermengt sind. Lasse das Dressing 30 Minuten im Kühlschrank stehen.

Gib den Rucola in eine Servierschüssel. Gib Parmesan dazu und vermenge alles.

Beträufle mit Dressing und serviere kalt.

Dieser Salat schmeckt noch besser, wenn er über Nacht im Kühlschrank steht, aber das ist optional.

Nährwertangabe pro Portion: Kcal: 176, Protein: 18g, Kohlenhydrate: 21g, Fette: 19g

12. Frische Gemüse-Wraps mit Griechischem Joghurt

Zutaten:

500g Hühnerbrust, ohne Knochen und Haut

2 Tassen Hühnerbrühe

1 Tasse fettfreier Griechischer Joghurt

1 Tasse frische Petersilie, gehackt

½ TL Meersalz

¼ TL gemahlener Pfeffer

4 Tassen gehackter Kopfsalat

1 Tasse geschnittene Tomate

½ Tasse Zwiebel, in Scheiben

1 Packung Vollkorn Tortillas

Zubereitung:

Vermenge Hühnerbrühe und -fleisch in einem Kochtopf bei mittlerer Stufe. Lege den Deckel auf den Topf und koche den Inhalt. Koche weitere 10-15 Minuten bei mittlerer-hoher Stufe. Nimm den Topf vom Herd und gieße das Wasser ab. Lass den Inhalt eine Weile ruhen.

Schneide das Fleisch in mundgerechte Stücke. Vermenge in der Zwischenzeit in einer großen Schüssel Griechischer Joghurt, Fleisch, Petersilie, Salz und Pfeffer. Rühre gut um, bis das Fleisch mit den Zutaten bedeckt ist.

Verteile diese Mischung über die Tortillas und garniere mit Kopfsalat, Tomate und Zwiebel. Rolle und serviere.

Nährwertangabe pro Portion: Kcal: 167, Protein: 21,5g, Kohlenhydrate: 14,5g, Fette: 5g

13.   Linsen-Burger mit Knoblauch

Zutaten:

2 Tassen Linsen, vorgekocht

3 Knoblauchzehen, zermahlen

½ Tasse Brotkrumen

¼ Tasse fettreduzierter Parmesan (frisch geraspelt ist am besten, aber das entscheidest du)

1 Ei, geschlagen

2 Tassen Wasser

½ Tasse Reismehl

Salz und Pfeffer zum Würzen

Zubereitung:

Zerdrücke in einer mittelgroßen Schüssel die Linsen mit einer Gabel. Vermische dann mit Knoblauch, Brotkrumen und Käse. Forme daraus Küchlein; stelle sie zur Seite. Verquirle das Ei und Wasser in einer Schüssel; Mehl und Salz & Pfeffer in einer anderen Schüssel.

Bedecke jedes Küchlein leicht mit der Mehlmischung, tunke ihn ins Ei und bedecke ihn dann erneut mit Mehl.

Erhitze das Öl bei mittlerer-hoher Stufe in einer großen Bratpfanne. Brate die Burger, bis sie leicht braun sind etwa 2-3 Minuten auf jeder Seite.

Serviere auf warmen Brot oder Pita mit Koriander, Joghurt, Zwiebel, Tomaten und was auch immer du wünschst – aber das ist optional!

Nährwertangabe pro Portion: Kcal: 195, Protein: 19,8g, Kohlenhydrate: 16,1g, Fette: 6,7g

14.   Cremiges Winterhuhn

Zutaten:

500g Huhn ohne Knochen, gewürfelt

1 2/3 Tassen Hühnerbrühe

2/4 Tasse gewürfelte Zwiebeln

½ Tasse brauner Reis

½ Tasse fettreduzierter Hüttenkäse

3 EL fettfreier Griechischer Joghurt

¼ TL Salz

½ TL Basilikum

¼ TL Oregano

¼ TL Thymian, zermahlen

1/8 TL Knoblauchpulver

1/8 TL Pfeffer

Zubereitung:

Vermenge das Huhn und Zwiebeln in einer Bratpfanne und koche bei mittlerer-hoher Stufe, bis das Huhn gar ist. Das sollte etwa 20-30 Minuten dauern.

Lege das Huhn und Zwiebeln in eine große Schüssel und gib dann die Hühnerbrühe, den ungekochten braunen Reis, Basilikum, Salz, Oregano, Thymian, Knoblauchpulver, Pfeffer und Hüttenkäse dazu. Rühre gut um, bis alles vermischt ist.

Verteile die Mischung in eine eingefettete 1500 cm³ große Kasserolle mit passenden Deckel.

Heize den Backofen auf 170°C vor. Backe ohne Deckel etwa 30 Minuten, bis der Reis gar ist, rühre währenddessen einige Male um.

Nimm den Deckel von der Kasserolle und garniere mit Griechischem Joghurt.

Backe ohne Deckel etwa fünf weitere Minuten, bis der Joghurt vollständig geschmolzen ist. Garniere vor dem Servieren mit Petersilie.

Nährwertangabe pro Portion: Kcal: 198, Protein: 23,5g, Kohlenhydrate: 16g, Fette: 5g

15.   Süßkartoffel und Champignons

Zutaten:

1 große Süßkartoffel

1 Tasse frische Champignons

1 Tasse fettreduzierter Hüttenkäse

3 Eiweiß

¾ Tasse Chiasamen

¾ Tasse Langkornreis

¾ Tasse Brotkrumen

1 TL Estragon

1 TL Petersilie

1 TL Knoblauchpulver

1 Tasse gewürfelter Spinat

Zubereitung:

Verteile 1 Tasse Wasser in einer kleinen Pfanne. Bringe es zum Kochen und koche den Reis, bis er dickflüssig ist. Das sollte etwa 10 Minuten dauern.

Koche zur gleichen Zeit die Chiasamen in einem anderen Topf, bis sie weich sind. Hacke die Champignons fein. Spüle den Spinat ab.

Vermische alle Zutaten zusammen in einer großen Schüssel. Stelle die Schüssel in den Kühlschrank und forme daraus Küchlein.

Achte darauf, dass die Herdplatte sauber ist und fette sie ein, bevor du die Küchlein darauf gibst, damit sie nicht kleben bleiben. Brate jeden bei mittlerer Temperatur etwa 5 Minuten auf beiden Seiten an.

Nährwertangabe pro Portion: Kcal: 186, Protein: 22g, Kohlenhydrate: 19g, Fette: 5,8g

16.   Süßer Kürbissalat mit Mandeln

Zutaten:

1 Tasse gewürfelter Kürbis

1 Tasse Rucola

3 EL gehackte Mandeln

1 TL getrockneter Rosmarin

½ TL getrockneter Thymian

Olivenöl

Zubereitung:

Heize den Backofen auf 170°C vor. Fette die Backform mit etwas Olivenöl ein. Verteile den Kürbis darauf und bestreue mit Rosmarin und Thymian.

Backe etwa 30 Minuten.

Nimm die Form aus dem Backofen und lass sie eine Weile abkühlen.

Vermenge in der Zwischenzeit die anderen Zutaten in einer Schüssel, gib Kürbis und etwas mehr Olivenöl dazu. Serviere.

Nährwertangabe pro Portion: Kcal: 180, Protein: 4g, Kohlenhydrate: 28g, Fette: 2,1g

17. Haselnuss-Quinoa mit Cranberries

Zutaten:

1 Tasse Quinoa, gekocht

3 EL Haselnüsse, geröstet

½ Tasse frische Petersilie

1 kleine Zwiebel, geschält und gewürfelt

2 Knoblauchzehe

¼ TL Salz

5 EL Olivenöl

1 Tasse Champignons, in Scheiben

¼ Tasse Cranberries, getrocknet

Zubereitung:

Vermenge die Haselnüsse, Petersilie, Salz und 3 EL Olivenöl in einer Küchenmaschine.

Verrühre alles 30 Sekunden.

Erhitze das restliche Olivenöl in einer großen Bratpfanne. Gib die gewürfelten Zwiebeln und Knoblauch dazu. Rühre gut um und brate sie einige Minuten, bis sie eine schöne braune Farbe annehmen.

Gib das gekochte Quinoa sowie Champignons dazu und mische gut. Koche weitere 5 Minuten, bis das Wasser verdampft ist. Nimm den Topf vom Herd und gib alles in eine Schüssel. Füge die Haselnussmischung und ¼ Tasse Cranberries bei.

Mische gut und serviere warm.

Nährwertangabe pro Portion: Kcal: 160, Protein: 17g, Kohlenhydrate: 31g, Fette: 12g

18.   Linseneintopf mit Kurkuma

Zutaten:

285g Linsen

EL Canolaöl

1 mittelgroße Karotte, geschält und in Scheiben

1 kleine Kartoffel, geschält und gewürfelt

1 Lorbeerblatt

¼ Tasse Petersilie, fein gewürfelt

½ EL Kurkumapulver

Salz zum Würzen

Zubereitung:

Schmelze die Butter in einer mittelgroßen Bratpfanne. Gib die Karottenscheiben, die gewürfelte Kartoffel und Petersilie hinzu. Mische gut und brate sie etwa fünf Minuten.

Gib die Linsen, 1 Lorbeerblatt, etwas Salz und Chilipulver dazu. Füge etwa 4 Tassen Wasser bei und bringe sie zum Kochen. Drehe die Hitze ab, lege den Deckel darauf und koche, bis die Linsen zart sind.

Bestreue vor dem Servieren mit Petersilie.

Nährwertangabe pro Portion: Kcal: 313, Protein: 36g, Kohlenhydrate: 42g, Fette: 28g

19.   Frühstück Cremiges Mozzarella Trikolor

Zutaten:

2 große Tomaten, in Scheiben

1kg Mozzarella, in Scheiben

1 mittelgroße Avocado, halbiert und Kern entfernt

3 EL natives Olivenöl extra

½ TL Salz

1 TL Apfelweinessig

½ TL getrockneter Thymian, zermahlen

½ TL Stevia

Zubereitung:

Wasche und schneide die Tomaten. Lege sie auf eine Servierplatte.

Halbiere die Avocado und entferne den Kern. Schneide dünne Scheiben und bilde eine Schicht aus Tomaten. Garniere mit Mozzarella.

Verrühre in einer kleinen Schüssel Olivenöl, Apfelwein, Thymian, Salz und Stevia. Beträufle über die Trikolor und serviere.

Nährwertangabe pro Portion: Kcal: 340 Protein: 16,5g, Kohlenhydrate: 5,8g, Fette: 31g

20. Warme Erdbeer-Kokos-Flocken

Zutaten:

¼ Tasse Kokosraspeln, leicht geröstet

1 Tasse Mandelmilch (für zusätzlichen Geschmack verwende Kokos-Mandelmilch)

1 EL Chiasamen

1 EL Mandeln, gehackt

1 EL Kokosöl

1 TL Erdbeerextrakt, zuckerfreie

½ TL Stevia

Zubereitung:

Heize den Backofen auf 170°C vor. Lege ein Backblech mit Backpapier aus und fette mit geschmolzenen Kokosöl ein.

Verteile die Raspeln auf dem Backblech und röste 10-15 Minuten. Nimm die Form aus dem Backofen und gib alles in eine Schüssel.

Füge Mandelmilch, zermahlene Mandeln, Chiasamen, Erdbeerextrakt und Stevia dazu. Rühre gut um und serviere warm.

Nährwertangabe pro Portion: Kcal: 175, Protein: 3,1g, Kohlenhydrate: 8,6g, Fette: 19g

21.   Gebackte Zucchini mit Blaukäse

Zutaten:

1 mittelgroße Zucchini, längsweise in Scheiben

2 große Eier

¼ Tasse Mandelmilch

½ Tasse Mandelmehl

2 Knoblauchzehe, zermahlen

1 TL getrockneter Oregano, zermahlen

½ Tasse Gorgonzola

1 TL Salz

½ TL Pfeffer

¼ Tasse natives Olivenöl extra

Zubereitung:

Heize den Backofen auf 170°C vor. Fette eine quadratförmige Pfanne mit etwas Olivenöl ein und stelle sie zur Seite.

Vermenge das restliche Öl mit zermahlenem Knoblauch, Oregano, und Pfeffer. Stelle sie zur Seite.

Schneide die Zucchini längs und bestreue mit etwas Salz. Stelle sie 5-7 Minuten zur Seite. Spüle sie gut ab und tupfe sie trocken. Bilde daraus eine Schicht auf dem Backblech. Verteile die Olivenölmischung mit einem Küchenpinsel über jede Zucchinischeibe und backe 20 Minuten.

Verrühre in der Zwischenzeit Eier, Mandelmilch, und Mandelmehl. Schlage alles mit einem elektrischen Mixer auf höchster Stufe, bis alles verarbeitet ist. Verteile diese Mischung über die Zucchini und koche fünf weitere Minuten.

Gib den Gorgonzola in zwei Minuten in die Mikrowelle. Träufle über die Zucchini und serviere warm.

Nährwertangabe pro Portion: Kcal: 340, Protein: 19g, Kohlenhydrate: 7,3g, Fette: 35g

22.   Knoblauch Shiitake Kasserolle

Zutaten:

450g Shiitakepilze, ganz

6 Eier

2 medium Zwiebeln, geschält

3 Knoblauchzehe, zermahlen

¼ Tasse Olivenöl

½ TL Meersalz

¼ TL frisch gemahlener schwarzer Pfeffer

Zubereitung:

Heize den Backofen auf 170°C vor. Verteile 2 EL Olivenöl über ein Backblech. Lege die Shiitakes auf ein Backblech. Backe etwa 10-12 Minuten. Nimm es aus dem Backofen und lass es eine Weile abkühlen. Senke den Backofen auf 100°C ab.

Schäle in der Zwischenzeit die Zwiebeln und hacke sie fein. Trenne das Eiweiß vom Eigelb. Schneide Shiitake in ½ cm dicke Scheiben und lege sie in eine Schüssel. Gib die gewürfelten Zwiebeln, Olivenöl, Eiweiß, den zermahlenen Knoblauch, Salz und Pfeffer dazu. Rühre gut um.

Verteile die Mischung über ein Backblech und backe weitere 15-20 Minuten.

Nährwertangabe pro Portion: Kcal: 319, Protein: 41g, Kohlenhydrate: 14g, Fette: 34g

23. Süßer Spargel mit Parmesan

Zutaten:

450g frischer Spargel, holzige Enden entfernt

2 mittlere Zwiebeln, geschält und fein gehackt

2 kleine Jalapeno Peperoni, in Scheiben

1 Tasse Gemüsebrühe

¼ Tasse frischer Limettensaft

1 TL purer Orangenextrakt, zuckerfrei

5 EL natives Olivenöl extra

1 TL getrockneter Rosmarin, zermahlen

Zubereitung:

Erhitze das Olivenöl in einer großen Pfanne. Gib die gewürfelten Zwiebeln dazu und brate sie 2-3 Minuten, bis sie glasig sind.

Gib die Jalapeno Peperoni, Limettensaft, Orangenextrakt und Rosmarin in eine Küchenmaschine. Füge etwa ½ Tasse Gemüsebrühe bei und rühre um, bis eine geschmeidige Masse entsteht. Verteile die Mischung in eine Bratpfanne und reduziere die Hitze auf niedrige Stufe. Köchle alles zehn Minuten.

Wenn die meiste Flüssigkeit verdampft ist, gib den Spargel und die restliche Gemüsebrühe hinzu. Bringe alles zum Kochen und köchle, bis der Spargel zart ist.

Serviere warm.

Nährwertangabe pro Portion: Kcal: 180, Protein: 4,9g, Kohlenhydrate: 7g, Fette: 41g

24. Gemüsestreifen im Wok

Zutaten:

500g Champignons, in Scheiben

1 mittlere rote Paprika, in Streifen geschnitten

1 mittlere grüne Paprika, in Streifen geschnitten

7-8 Blumenkohl

½ Tasse Parmesan

7-8 Rosenkohl, halbiert

1 EL frische Tomatensauce, zuckerfreie

1 Tomate, hacke sie grob

1 TL Salz

4 EL natives Olivenöl extra

Zubereitung:

Wasche und schneide die Champignons.

Erhitze in einer großen Wokpfanne das Olivenöl bei mittlerer-hoher Stufe. Gib Blumenkohl und Rosenkohl dazu und koche zehn Minuten, rühre gelegentlich um. Gib die Paprikastreifen, die Tomate, Salz, Tomatensauce und

Parmesan dazu. Rühre gut um und koche zehn weitere Minuten.

Füge dann die Champignons bei und koche weitere 5-7 Minuten. Rühre zum letzten Mal um und serviere warm.

Nährwertangabe pro Portion: Kcal: 313, Protein: 18,9g, Kohlenhydrate: 14g, Fette: 32g

25. Scharfer Chili-Blumenkohl-Eintopf

Zutaten:

1kg Blumenkohl

1 EL Chilischote, gemahlen

1 Esslöffel Gemüseöl

170g Tomatenpaste, zuckerfrei

2 Jalapeno Peperoni, in Streifen geschnitten

1 große Tomate, hacke sie grob

1 große Zwiebel, geschält und fein gewürfelt

1 Tasse frische Champignons, in Scheiben

¼ EL Salz

1 Lorbeerblatt

2 ½ Tassen Gemüsebrühe

1 TL getrockneter Thymian

3 Knoblauchzehe, zermahlen

Zubereitung:

Nimm eine Bratpfanne und stelle sie bei höchster Stufe auf. Erhitze das Gemüseöl und gib den Blumenkohl dazu. Koche, rühre gelegentlich um, bis er leicht braun ist. Gib alles in einen tiefen Topf. Brate in derselben Pfanne Zwiebeln, drehe die Hitze auf mittlerer Stufe. Brate die Zwiebeln 5 Minuten.

Gib die Jalapeno Peperoni, Tomatenpaste, Chilischote, Knoblauch und Salz dazu. Koche 3-4 Minuten. Gib alles in einen Topf.

Gib die restlichen Zutaten dazu und lege den Deckel auf den Topf. Drehe die Hitze auf niedrige Stufe und koche eine Stunde.

Nährwertangabe pro Portion: Kcal: 180, Protein: 13g, Kohlenhydrate: 25g, Fette: 8,9g

26.   Krustiger und Cremiger Spinatkuchen

Zutaten:

1 Packung (250g) frischer Spinat, gehackt

4 ganze Eier

½ Tasse Kokosmilch

55g zerbröselter Fetakäse

¼ Tasse geriebener Parmesan

½ Tasse geriebener Mozzarella

3 EL Gemüseöl

1 TL Salz

½ TL schwarzer Pfeffer

Zubereitung:

Heize den Backofen auf 170°C vor. Fette eine Backform leicht mit Gemüseöl ein und stelle sie zur Seite.

Verquirle die Eier in einer Rührschüssel. Rühre vorsichtig die Milch ein und schlage sie fest. Gib Parmesan dazu und schlage sie, bis alles gut vermengt ist. Stelle sie zur Seite.

Gib den gewürfelten Spinat in eine eingefettete Backform und füge den zerbröselten Fetakäse hinzu. Verteile die Eimischung darüber und decke die anderen Zutaten ab.

Backe etwa 40 bis 45 Minuten, bis der Käse geschmolzen ist und leicht braun ist.

Nimm die Form aus dem Backofen und lass sie 10-15 Minuten vor dem Servieren ruhen.

Nährwertangabe pro Portion: Kcal: 190, Protein: 15g, Kohlenhydrate: 8g, Fette: 20g

27.   Feldsalat mit frischem Hüttenkäse und Tomaten

Zutaten:

5 Kirschtomaten, ganze

Handvoll schwarze Oliven

1 mittelgroße Zwiebel, geschält und in Scheiben

100g frischer Hüttenkäse

2 Radieschen, in Scheiben

100g Feldsalat

2 EL frisch gepresster Limettensaft

3 EL natives Olivenöl extra

Salz zum Würzen

Zubereitung:

Gib das Gemüse in eine große Schüssel. Füge das Olivenöl, Hüttenkäse, frischer Limettensaft und etwas Salz bei. Vermenge.

Nährwertangabe pro Portion: Kcal: 225, Protein: 18,5g, Kohlenhydrate: 10g, Fette: 35g

28.   Käsige Champignons

Zutaten:

2 kleine Zucchini, in Scheiben

½ Tasse Hüttenkäse

1 Tasse Feldsalat

1 Tasse Kirschtomaten

½ Tasse Champignons, in Scheiben

1 TL Salz

½ TL frisch gemahlener schwarzer Pfeffer

2 EL Olivenöl

Zubereitung:

Wasche und tupfe die Zucchini mit etwas Küchenpapier trocken. Schneide sie in Scheiben.

Verwende eine Grillpfanne und fette sie mit etwas Olivenöl ein. Erhitze sie bei mittlerer-hoher Stufe und gib die Zucchinischeiben dazu. Grille 3-4 Minuten auf jeder Seite, nimm die Pfanne vom Herd und lass sie für eine Weile ruhen.

Gib in der Zwischenzeit die Champignons in die Grillpfanne und grille sie, bis die Flüssigkeit verdampft ist. Nimm die Pfanne vom Herd und lass sie abkühlen.

Lege den Feldsalat, Hüttenkäse und Kirschtomaten in eine große Schüssel. Gib die gegrillten Zucchini sowie Champignons dazu und würze mit Salz und Pfeffer. Vermenge und serviere.

Nährwertangabe pro Portion: Kcal: 220, Protein: 27g, Kohlenhydrate: 14g, Fette: 24g

29.   Kohlrouladen

Zutaten:

500g frische Kohlblätter

3 große Eier

½ Tasse Blumenkohl, vorgekocht und fein gekocht

1 mittelgroße Tomate

1 EL frische Petersilie, gehackt

¼ TL Meersalz

¼ TL schwarzer Pfeffer, gemahlen

5 EL Olivenöl

Zubereitung:

Gib die Eier vorsichtig in einen tiefen Topf. Gib ausreichend Wasser hinzu und bringe es zum Kochen. Koche 10 Minuten. Nimm den Topf vom Herd, kühle den Inhalt eine Weile ab und schäle. Gib alles in eine mittelgroße Schüssel und zerdrücke sie mit einer Gabel. Stelle sie zur Seite.

Wasche, schäle und würfle die Tomaten grob. Gib alles in eine große Schüssel. Vermenge die Eier, den gewürfelten Blumenkohl, Petersilie, Salz und Pfeffer dazu. Gib etwa zwei Esslöffel Olivenöl zu dieser Mischung. Gib etwa zwei Esslöffel dieser Mischung in die Mitte eines jeden Kohlblattes. Rolle sie ein und befestige die Enden.

Füge das restliche Öl in einen tiefen Topf. Gib die Rouladen dazu und etwa 1 Tasse Wasser. Lege den Deckel auf den Topf und koche sie bei mittlerer-hoher Hitze etwa 20 Minuten.

Nährwertangabe pro Portion: Kcal: 240, Protein: 29g, Kohlenhydrate: 27g, Fette: 42g

30. Warmer Brokkoli

Zutaten:

340g Brokkoli

½ Tasse Rosenkohl, halbiert

½ Tasse Blumenkohl, gewürfelt

Handvoll fein gewürfelter Kohl

3 EL Sesamöl

1 TL Ingwer, geraspelt

½ TL Salz

¼ Tasse Ziegenmilch Joghurt

Zubereitung:

Erhitze das Öl in einer großen Bratpfanne. Gib Rosenkohl und gehackter Blumenkohl dazu. Koche 10-15 Minuten, rühre gelegentlich um.

Rühre den Brokkoli ein, geraspelter Ingwer, Salz und Kohl. Füge etwa ¼ Tasse Wasser bei und koche weitere 10 Minuten. Wenn das Wasser verdampft ist, rühre den Joghurt ein und nimm den Topf vom Herd

Serviere warm.

Nährwertangabe pro Portion: Kcal: 214, Protein: 9g, Kohlenhydrate: 13g, Fette: 15g

31.   Vegetarischer Kebab

Zutaten:

450g Blumenkohl, halbiert

2 große Zwiebeln, in Stücke

5 EL natives Olivenöl extra

½ TL rote Peperoni, zermahlen

½ TL getrockneter Oregano

¼ TL Salz

¼ TL gemahlener schwarzer Pfeffer

1 EL Tomatensauce

2 Tassen lauwarmes Wasser

1 große Tomate, in Scheiben

½ grüne Peperoni, gewürfelt

1 Tasse Naturjoghurt oder saure Sahne

Zubereitung:

Gib die Zwiebeln in einen Mixer und mische sie, bis sie cremig sind. Gib die Flüssigkeit aus dem Mixer in eine große Schüssel und entferne das Fruchtfleisch.

Schneide den Blumenkohl in Röschen und schneide sie in mundgerechte Stücke.

Vermenge die Gewürze mit zwei Esslöffel Olivenöl und Zwiebeln. Rühre gut um. Gib den Blumenkohl dazu und verrühre alles. Lege den Deckel auf den Topf und stelle ihn zur Seite.

Erhitze das restliche Olivenöl bei mittlerer Stufe. Gib die Tomatensauce dazu und rühre gut um. Wenn du scharfes Essen magst, gib eine Prise zermahlene Chilischote dazu. Das ist aber optional. Gib das Wasser sowie eine Prise Salz dazu und lass alles einige Minuten köcheln. Nimm den Topf vom Herd und stelle ihn zur Seite.

Erhitze in der Zwischenzeit 2 Esslöffel Gemüseöl und gib den Blumenkohl dazu. Brate ihn etwa zehn Minuten. Füge die Tomatensauce und Zwiebeln bei. Rühre gut um und koche weitere fünf Minuten. Stelle sie zur Seite.

Gib die Blumenkohlstücke auf eine Servierplatte, garniere mit Tomate und Peperoni und serviere mit etwas Joghurt oder saurer Sahne.

Genieße!

Nährwertangabe pro Portion: Kcal: 190, Protein: 12g, Kohlenhydrate: 21g, Fette: 22g

32.   Kalte Gazpacho

Zutaten:

500g frische Tomaten, geschält und fein gewürfelt

3 große Gurken, fein gewürfelt

3 Frühlingszwiebeln, fein gewürfelt

1 mittelgroße rote Zwiebel, fein gewürfelt

1 EL Tomatenpaste, zuckerfrei

½ TL Salz

1 EL gemahlen Kümmel

¼ TL Pfeffer

Frische Petersilie, zum Servieren

Zubereitung:

Erhitze eine antihaftbeschichtete Bratpfanne bei mittlerer-hoher Stufe. Gib die Zwiebeln dazu und brate sie 3-4 Minuten. Füge die Tomaten, Tomatenpaste, Gurke, Kümmel, Salz und Pfeffer bei. Koche weitere fünf Minuten, bis sie karamellisiert sind.

Füge drei Tassen lauwarmes Wasser dazu, reduziere die Hitze auf niedrige Stufe und koche etwa 15 Minuten. Gieße etwa 1 Tasse Wasser dazu und bringe sie zum Kochen. Nimm den Topf vom Herd und serviere mit frischer Petersilie.

Serviere kalt.

Nährwertangabe pro Portion: Kcal: 320, Protein: 12,5g, Kohlenhydrate: 70g, Fette: 13g

33.   Süße Mandelküchlein

Zutaten:

450g Blumenkohl, in Scheiben

200g Mandeln, geröstet

1 Tasse Mandelmilch

1 Ei

1 TL Meersalz

1 EL Mandelbutter

1 Tasse Mandelmehl

½ Tasse Petersilie, fein gewürfelt

½ Tasse Naturjoghurt

Gemüseöl

Zubereitung:

Gib den Blumenkohl in einen tiefen Topf. Gieße ausreichend Wasser bei, damit sie bedeckt sind, und bringe es zum Kochen. Koche ihn, bis er weich ist. Nimm den Topf vom Herd und gib alles in eine Schüssel. Füge einen Teelöffel Salz, Mandelmilch, und Mandelbutter dazu. Zerdrücke alles, bis du ein Püree erhältst. Stelle zur Seite.

Hacke die Mandeln fein und vermenge mit dem Blumenkohlpüree. Gib Mandelmehl, Eier und Petersilie dazu. Vermenge alles. Forme den Teig mit deinen Händen zu 1 cm dicke Küchlein.

Erhitze etwas Öl bei mittlerer-hoher Hitze. Brate jedes Küchlein etwa 2-3 Minuten auf jeder Seite an.

Nährwertangabe pro Portion: Kcal: 322, Protein: 17g, Kohlenhydrate: 18g, Fette: 28g

34. Cremige Käse-Salat-Wraps

Zutaten:

3 große Eisbergsalatblätter

1 mittelgroße Tomate

½ rote Paprika, fein gewürfelt

1 Knoblauchzehe, zermahlen

1 TL getrockneter Oregano

2 EL geriebener Hüttenkäse (kann auch durch einen anderen Käse ersetzt werden)

1 TL natives Olivenöl extra

½ TL Salz

2 EL fein gehackte Petersilie

Zubereitung:

Vermenge Tomate, gewürfelte Paprika, zermahlene Knoblauchzehe, Oregano, Olivenöl, Salz und Petersilie in eine große Schüssel. Verteile etwas von der Mischung über jedes Salatblatt und bilde daraus einen Wrap. Befestige ihn mit einem Zahnstocher und serviere.

Genieße!

Nährwertangabe pro Portion: Kcal: 133, Protein: 7g, Kohlenhydrate: 11g, Fette: 21g

35.   Geschmortes Gemüse mit frischer Minze

Zutaten:

1kg frischer Chicorée, geputzt

1kg wilder Spargel, fein gewürfelt

31kg Mangoldgemüse, geputzt

Handvoll frische Minze, gehackt

Handvoll Rucolasalat, geputzt

3 Knoblauchzehe, zermahlen

¼ TL frisch gemahlener schwarzer Pfeffer

1 TL Salz

¼ Tasse frischer Zitronensaft

Olivenöl

Zubereitung:

Fülle einen großen Topf mit gesalzenem Wasser und gib das Gemüse dazu. Bringe es zum Kochen und koche 2-3 Minuten. Nimm den Topf vom Herd und gieße das Wasser ab.

Erhitze in einer mittelgroßen Bratpfanne 3 Esslöffel Olivenöl. Gib den zermahlenen Knoblauch dazu und brate ihn etwa 2-3 Minuten. Gib das Gemüse, Salz, Pfeffer und etwa eine halbe Tasse Zitronensaft dazu. Brate das Gemüse fünf weitere Minuten an.

Nimm den Topf vom Herd. Würze mit mehr Zitronensaft und serviere.

Nährwertangabe pro Portion: Kcal: 55, Protein: 4g, Kohlenhydrate: 7g, Fette: 8g

36.   Warme Caponata

Zutaten:

200g Rosenkohl, in mundgerechte Stücke geschnitten

1 Zucchini, in Scheiben

1 mittelgroße Zwiebel, geschält und gewürfelt

2 große, frische Tomaten, hacke sie grob

100g Kohl, geputzt

1 mittelgroße Chilischote

2 Stangen Sellerie

3 EL Olivenöl

1 EL Rotweinessig

Salz zum Würzen

1 TL Stevia

½ EL Basilikum, getrocknet

Zubereitung:

Würfle die Zucchini in mundgerechte Stücke und würze mit etwas Salz. Lass sie 5 Minuten stehen und spüle sie gut ab.

Erhitze in der Zwischenzeit das Olivenöl bei mittlerer Stufe. Gib die Zwiebeln dazu und brate sie 2-3 Minuten. Füge die Sellerie, Basilikum, Stevia, Salz, Essig und Tomaten bei. Koche weitere 2 Minuten.

Gib alles in einen tiefen Topf und füge die anderen Zutaten dazu. Gieße etwa eine Tasse Wasser bei und koche etwa 20 Minuten bei hoher Stufe.

Nährwertangabe pro Portion: Kcal: 160, Protein: 11g, Kohlenhydrate: 28g, Fette: 9g

37. Cremige Manicotti

Zutaten:

5 Crêpes

¼ Tasse Kokosöl

85g Kokosmehl

2 TL Kokosmilch

250g Ricotta

85g geriebener Parmesan

140g frische Spinat, geputzt

Gewürze zum Abschmecken

Zubereitung:

Heize den Backofen auf 170°C vor.

Bringe das Kokosöl, Mehl und Milch langsam zum Kochen, rühre um, bis die Mischung dickflüssig ist. Gib die Hälfte der Sauce in eine Schüssel und mische mit Ricotta, Parmesan, Spinat und Gewürze.

Gib einen Crêpe auf die Arbeitsfläche. Löffle etwa 1/5 der Mischung aus und lege sie auf einen Crêpe. Rolle den Crêpe ein und lege sie auf ein Backblech. Wiederhole den Prozess, bis du alle Zutaten aufgebraucht hast.

Backe sie 10 Minuten, nimm das Blech aus dem Ofen und serviere.

Nährwertangabe pro Portion: Kcal: 500, Protein: 31g, Kohlenhydrate: 11,5g, Fette: 50g

38.   Süße Tomatensuppe

Zutaten:

55g Tomate, geschält und grob gehackt

Gemahlener schwarzer Pfeffer

1 EL Sellerie, fein gewürfelt

1 Zwiebel, in Scheiben

1 EL frische Basilikum, fein gehackt

Frisches Wasser

Zubereitung:

Erhitze eine antihaftbeschichtete Pfanne bei mittlerer-hoher Stufe. Gib die Zwiebeln, Sellerie und frischen Basilikum dazu. Bestreue mit etwas Pfeffer und brate sie etwa 10 Minuten, bis sie karamellisiert sind

Gib die Tomate und etwa ¼ Tasse Wasser dazu. Reduziere die Hitze auf niedrige Stufe und koche sie etwa 15 Minuten, bis sie zart sind. Füge etwa 1 Tasse Wasser bei und bringe sie zum Kochen. Nimm den Topf vom Herd und serviere mit frischer Petersilie.

Nährwertangabe pro Portion: Kcal: 25 Protein: 0,7g, Kohlenhydrate: 4,9g, Fette: 0,9g

39.   Schokolade-Proteinriegel

Zutaten:

1 Tasse geröstete Mandeln, fein gehackt

½ Tasse Kakaobutter

½ Tasse Süßungsmittel, in Pulverform

2 Esslöffel Chiasamen

¼ Tasse rohes Kakaopulver

3 Eiweiß

¼ Tasse Kokosmilch

Zubereitung:

Vermenge die Zutaten in einer Schüssel und mische sie gut. Forme daraus mit deinen Händen Kugeln und stelle sie etwa 30 Minuten in den Kühlschrank.

Nährwertangabe pro Portion: Kcal: 260, Protein: 11g, Kohlenhydrate: 9g, Fette: 28g

40.   Chefsalat to go

Zutaten:

3 große Eier

½ Gurke, in Scheiben

1 kleine Tomate, hacke sie grob

1 Tasse frischer Kopfsalat, geputzt

1 kleine grüne Peperoni, in Scheiben

½ TL Salz

1 EL Limettensaft

3 EL Olivenöl

Zubereitung:

Koche die Eier 10 Minuten. Nimm den Topf vom Herd, gieße das Wasser ab und kühle den Inhalt für eine Weile ab. Schäle jedes Ei vorsichtig und schneide sie in Scheiben. Gib alles in ein großes Glas.

Vermenge dann das Gemüse in ein Glas. Füge das Fleisch dazu und mische gut. Würze mit Salz und etwa Limettensaft. Lege den Deckel auf das Glas und genieße den Salat, wann immer du magst.

Nährwertangabe pro Portion: Kcal: 55, Protein: 7g, Kohlenhydrate: 2,8g, Fette: 11,3g

41.   Super gesunder grüner Salat

Zutaten:

230g Lauch, in mundgerechte Stücke geschnitten

Handvoll grüner Rüben

1 große Tomate, gewürfelt

2 Knoblauchzehe, fein gewürfelt

3 EL Gemüseöl

Einige Minzeblätter

½ TL Salz

½ TL roter Pfeffer

½ TL Cayennepfeffer

Zubereitung:

Erhitze etwas Gemüseöl in einer großen Bratpfanne. Brate den Knoblauch 2-3 Minuten, bis er leicht gebräunt ist. Gib dann Lauch, Salz, Pfeffer und Cayennepfeffer dazu. Koche zehn Minuten, bei mittlerer Stufe, rühre gelegentlich um. Nimm den Topf vom Herd und gib alles in eine Schüssel.

Füge eine Handvoll grüner Beete, gewürfelte Tomate und frische Minze bei. Vermenge gut und serviere.

Nährwertangabe pro Portion: Kcal: 133, Protein: 2,1g, Kohlenhydrate: 15g, Fette: 15,5g

42. Ingwer-Pfirsich-Smoothie

Zutaten:

1 Tasse Kokosmilch

1 EL Kokosöl

1 EL Chiasamen

1 TL Ingwer, gemahlen

2 TL Süßungsmittel, in Pulverform

1 TL purer Pfirsichextrakt, zuckerfrei

Zubereitung:

Vermenge die Zutaten in einem Mixer und vermenge alles. Du kannst Eiswürfel hinzufügen, aber das ist optional. Serviere kalt.

Nährwertangabe pro Portion: Kcal: 417, Protein: 6g, Kohlenhydrate: 10g, Fette: 41g

43. Kirsch-Avocado-Smoothie

Zutaten:

½ reife Avocado, gewürfelt

1 Tasse Kokoswasser, zuckerfrei

1 EL frischer Limettensaft

1 TL Süßungsmittel, in Pulverform

1 TL purer Kirschextrakt, zuckerfrei

Zubereitung:

Gib die Zutaten in eine Küchenmaschine und vermenge alles. Serviere kalt.

Nährwertangabe pro Portion: Kcal: 210, Protein: 4,5g, Kohlenhydrate: 18g, Fette: 16g

44.   Frischer Avocado-Smoothie

Zutaten:

½ Avocado, grob gehackt

1 Tasse Kokosmilch

1 EL Walnüsse, gehackt

1 TL Vanilleextrakt, zuckerfreie

1 TL Süßungsmittel, in Pulverform

Handvoll Eiswürfel

Zubereitung:

Gib die Zutaten in einen Mixer und vermenge sie. Serviere kalt.

Nährwertangabe pro Portion: Kcal: 212, Protein: 8g, Kohlenhydrate: 12g, Fette: 36g

45. Kokosjoghurt mit Chiasamen und Mandeln

Zutaten:

1 Tasse Kokosjoghurt

3 EL Chiasamen

1 TL geröstete Mandeln, fein gehackt

2 TL Süßungsmittel, in Pulverform

Zubereitung:

Vermenge für dieses leichte Rezept 3 EL Chiasamen mit 1 Tasse Kokosjoghurt, 1 TL gemahlener Mandeln und 1 EL Honig. Verwende eine Gabel oder einen elektrischen Mixer, um eine cremige Mischung zu erhalten. Kühle sie im Kühlschrank ab.

Du kannst für einen zusätzlichen Geschmack außerdem ¾ Tasse Kokosjoghurt mit ¼ Tasse Reisjoghurt vermengen.

Nährwertangabe pro Portion: Kcal: 312, Protein: 14g, Kohlenhydrate: 44g, Fette: 41g

46. Kokospudding

Zutaten:

2 Tassen ungesüßte Kokosmilch (für zusätzlichen Geschmack verwende Mandelmilch)

¼ Tasse geröstete Kokosraspeln

1 EL Walnüsse, fein gehackt

1 EL Haselnüsse, fein gehackt

1 TL Steviapulver

1 TL Zimt, gemahlen

½ EL zuckerfreier Vanilleextrakt

Zubereitung:

Bringe in einer mittelgroßen Pfanne 2 Tassen Kokosmilch zum Kochen. Rühre vorsichtig die Kokosraspeln ein und reduziere die Hitze auf niedrige Stufe. Koche sie, bis sie ihre Größe verdoppeln und füge dann die Walnüsse, Haselnüsse, Stevia, Zimt und Vanilleextrakt bei.

Rühre gut um und koche alles weitere fünf Minuten.

Nimm den Topf vom Herd und lass ihn kurz abkühlen. Gib alles in Servierschüssel und kühle den Inhalt vor dem Servieren etwa 30 Minuten im Kühlschrank ab.

Nährwertangabe pro Portion: Kcal: 193, Protein: 3,8g, Kohlenhydrate: 6g, Fette: 12g

WEITERE WERKE DES AUTORS

70 Effektive Rezepte um Übergewicht vorzubeugen und zu bekämpfen: Verbrenne zügig Kalorien mit gesunder und smarter Ernährung

Von

Joe Correa CSN

48 Rezepte um Akne zu bekämpfen: Der schnelle und natürliche Weg deine Akne-Probleme in 10 oder weniger Tagen zu beheben!

Von

Joe Correa CSN

41 Rezepte um Alzheimer vorzubeugen: Reduziere das Alzheimerrisiko auf natürliche Wege!

Von

Joe Correa CSN

70 Effektive Rezepte gegen Brustkrebs: Beuge Brustkrebs vor und bekämpfe ihn mit smarter Ernährung und kraftvollem Essen

Von

Joe Correa CSN

www.ingramcontent.com/pod-product-compliance
Lightning Source LLC
Chambersburg PA
CBHW051034030426
42336CB00015B/2870